# CONTRIBUTION A L'ÉTUDE

## DU TRAITEMENT

# DES GASTRORRAGIES

PAR

## Jules LAURENT

DOCTEUR EN MÉDECINE

MONTPELLIER

IMPRIMERIE Gust. FIRMIN, MONTANE ET SICARDI

Rue Ferdinand Fabre et Quai du Verdanson

1906

# CONTRIBUTION A L'ÉTUDE

## DU TRAITEMENT

# DES GASTRORRAGIES

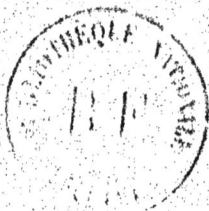

PAR

## Jules LAURENT

DOCTEUR EN MÉDECINE

## MONTPELLIER

IMPRIMERIE Gust. FIRMIN, MONTANE ET SICARDI
Rue Ferdinand-Fabre et Quai du Verdanson
—
1906

# A MA MÈRE

*A elle nous devons tout. Tout notre amour et toute notre reconnaissance ne la dédommageront jamais assez des sacrifices innombrables qu'elle s'est imposés pour nous.*

## A LA MÉMOIRE

# DE MON PÈRE ALBAN LAURENT

### SYNDIC DE FAILLITES

#### DIRECTEUR DE LA SOCIÉTÉ LES " PROPRIÉTAIRES RÉUNIS "

# A MON ONCLE ANTONIN LAURENT

*Dont le dévouement et l'amour ont été admirables,*

# A MES SŒURS

# A MES PARENTS — A MES AMIS

J. LAURENT.

# AVANT-PROPOS

Au début de ce travail, dernier acte de notre scolarité, il nous est doux de jeter un regard en arrière et de dire merci à tous ceux qui nous ont fait du bien.

A notre mère vont nos premiers remerciements. Son amour maternel s'est imposé pour assurer notre avenir de très grands sacrifices ; vers elle vole toute notre gratitude et notre respectueux amour filial.

M. le professeur Tédenat a bien voulu accepter la présidence de notre thèse, nous le prions d'agréer l'assurance de notre vive reconnaissance.

Le sujet de ce travail nous a été indiqué par M. le professeur agrégé Soubeyran. Nous sommes heureux de l'occasion qui s'offre à nous de lui dire toute notre gratitude pour les innombrables services qu'il nous a rendus. Qu'il compte sur notre respectueuse sympathie.

Des leçons de M. le professeur Estor, dont nous avons été longtemps l'élève assidu, nous garderons le plus reconnaissant souvenir. Que nos maîtres de la Faculté et des Hôpitaux soient persuadés que nous n'oublierons jamais ce que nous devons à leur savoir et à leur dévouement.

Que nos amis, les docteurs Mistral et Bédos sachent que

toute notre sympathie leur est acquise pour les innombrables services qu'ils nous ont rendus ; le premier, en guidant nos premiers pas dans la carrière médicale, le second en nous prêtant en toutes circonstances, l'appui estimable de sa droiture et de son bon cœur.

———

# INTRODUCTION

Pour étudier le traitement des gastrorragies, nous avons adopté un plan en quelque sorte classique.

Nous commençons notre travail par quelques mots d'historique sur cette question vieille comme la médecine par son traitement médical et dont le traitement chirurgical remonte à peine à une vingtaine d'années.

Dans un deuxième chapitre, nous étudions les causes qui peuvent donner naissance à une gastrorragie ; nous décrivons ensuite l'hémorragie stomacale avec ses deux aboutissants l'hématémèse et le mélœna, et nous disons quelques mots du diagnostic différentiel classique, mais souvent aussi fort ardu : hémoptysie ou hématémèse.

Le chapitre Traitement constitue le gros morceau de notre travail, nous envisageons d'abord le traitement médical palliatif et curatif de l'hémorragie ; puis, le traitement chirurgical avec les diverses opérations qu'il comporte suivant les cas.

Dans quelles circonstances doit-on avoir recours au traitement chirurgical ; dans quelles circonstances peut-on et doit-on se contenter des ressources qu'offre la thérapeutique médicale ? C'est à préciser ces quelques points que nous nous sommes spécialement attaché.

# CONTRIBUTION A L'ÉTUDE

## DU TRAITEMENT

# DES GASTRORRAGIES

## HISTORIQUE

L'histoire du traitement des gastrorragies jusqu'en 1887 est
la même que celle de toutes les hémorragies. Nos ancêtres
connaissaient, par les autopsies auxquelles ils s'étaient livrés,
la cause des gastrorragies foudroyantes ou simplement aiguës qui tuaient leurs malades. A ces hémorragies, ils oppo-
saient les remèdes qu'ils avaient coutume d'opposer aux
hémorragies externes. Astringents de toute origine et de toute
formule étaient mis à contribution, tantôt avec succès, tantôt
sans résultat d'aucune sorte. Comme palliatifs, ils employaient
les toniques tout comme nous faisons aujourd'hui, toniques
plus variés peut-être, au lieu des rares que nous utilisons
dans ces cas. Il nous faut arriver en 1887 pour voir s'ouvrir
l'ère du traitement chirurgical des gastrorragies. Les chirurgiens, audacieux depuis qu'ils savent éviter l'infection redoutable et le pus malfaisant, se décident à intervenir dans des cas
quasi-désespérés et leurs succès, rares au début mais retentis-
sants, produisent un engouement pour la nouvelle méthode

bientôt suivie d'une réaction injuste dont le temps finit par avoir raison. Mickulicz, en 1887, ose le premier exciser un ulcère stomacal qui saigne et son échec malheureux relègue sa méthode dans les ténèbres de l'oubli. Quelques années plus tard, un succès incontestable du même chirurgien vint redonner du courage et des arguments aux partisans du traitement chirurgical de l'ulcus hémorragique. Au Congrès français de chirurgie de 1893, Roux de Lausanne annonce une nouvelle guérison par l'excision. Mickulicz et Von Leube, dans leurs rapports au Congrès chirurgical allemand de 1897, n'admettaient l'intervention que dans les cas d'hémorragie moyenne et chronique. Ils la jugeaient dangereuse chez un sujet exsangue qu'elle achève d'épuiser.

Savariaux prend pour sujet de sa thèse inaugurale, soutenue en 1898, devant la Faculté de médecine de Paris : « L'Ulcère hémorragique de l'estomac et son traitement chirurgical ». Il conclut : « Les malades atteints d'ulcère ayant subi la dégénérescence cancéreuse n'auront qu'à gagner à une laparotomie exploratrice. »

Plus tard, en 1903, Turrin, après une étude approfondie de plusieurs cas d'hémorragies foudroyantes dus à des ulcères de l'estomac, en arrive à rejeter comme Mickulicz et Von Leube la laparotomie pour hémorragie trop abondante. Les conditions de choix sont, dit-il « l'hémorragie lente, continue, d'origine capillaire, ou hémorragie plus abondante surtout lorsqu'elle est le premier symptôme de l'ulcère et qu'elle se reproduit malgré une diète absolue. »

Enfin, MM. Tuffier et Jeanne, dans la *Revue de chirurgie* de 1905 ont réglé la technique de l'opération qu'ils divisent en plusieurs temps :

1° Incision ;

2° Évacuation du contenu stomacal ;

3° Exploration de la face extérieure de l'estomac ;

4° Incision de l'estomac et recherche de l'ulcère par simple inspection ou par éversion « en retournant l'estomac comme un bonnet, muqueuse en l'air ».

5° Hémostase par ligature ou suture muqueuse, par ligature des artères à distance ;

6° Traitement de l'ulcération par excision ou enfouissement ;

7° Suture de la brèche de l'épiploon gastro-colique et fermeture de l'abdomen.

# ETIOLOGIE

Les gastrorragies peuvent être divisées en deux grandes classes si on les envisage au point de vue étiologique. Celles de cause générale, celles de cause locale. Parmi les premières, certaines sont un symptôme faisant partie d'un complexus pathologique qui, à lui seul, suffit à porter le diagnostic. Telles sont les gastrorragies du scorbut, de l'hémophilie de la fièvre jaune, de l'ictère grave, des fièvres à forme hémorragique. Dans la même classe des gastrorragies d'origine générale, mais souvent isolées chez un malade dont l'état général n'aide pas au diagnostic, nous placerons les hémorragies gastriques d'origine hystérique, soit qu'elles se manifestent sous la forme d'hémosinténèse, soit que, plus banales, elles affectent l'allure de l'hémorragie due à l'ulcus ou de celle due au cancer.

Les gastrorragies d'origine locale nous retiendront davantage. C'est qu'en effet, le traitement général a sur elles peu d'action et qu'on est réduit pour les combattre à employer les moyens directs, les moyens locaux et souvent même les moyens chirurgicaux. Contre a été dressé l'arsenal thérapeutique dont nous avons entrepris l'étude. Le cancer et l'ulcus sont, dans cet ordre d'idées, les principaux générateurs de gastrorragie.

Le cancer, plus rare, frappant des sujets ayant habituellement atteint le seuil de la vieillesse, bien qu'il existe un cancer précoce, donne le plus souvent une hémorragie par suintement se traduisant surtout par du melœna et dans des cas assez rares par des gastrorragies. L'ulcus et ses diverses variétés, depuis l'exulcération simple jusqu'aux ulcères perforants, compte la gastrorragie parmi ses symptômes cardinaux : 80 pour cent des cas d'ulcère présentent des hématémèses et souvent même celle-ci est la première manifestation d'un ulcère latent.

## SYMPTOMATOLOGIE ET DIAGNOSTIC

Nous sommes appelé auprès d'un malade et la plupart du temps, l'entourage très effrayé nous dit : « Docteur, notre malade a vomi tout son sang. » On parle de cuvettes, de serviettes, tout est bon pour évaluer la quantité perdue, mais aussi tout est bon pour nous induire en erreur si nous voulons nous rendre un compte exact de l'abondance de l'hémorragie.

Ici, comme dans toute hémorragie, la quantité de sang rendue a une importance secondaire pour le pronostic. Nous devons nous préoccuper surtout de la façon dont notre malade supporte sa perte de sang. Tel sujet mourra d'une saignée qu'un autre supportera allègrement. L'état du pouls est encore le meilleur signe de l'intensité de l'hémorragie, car nous ne devons pas oublier que certains malades meurent de gastrorragie sans avoir vomi une seule goutte de sang ; celui-ci passant en totalité dans l'intestin pour être évacué sous forme de melœna.

Lorsque nous aurons apprécié l'importance de la spoliation sanguine, un premier point d'interrogation se dressera devant notre esprit. Nous trouvons-nous en présence d'une hémoptysie ou d'une hématémèse ? Le sang vient-il du poumon ou vient-il de l'estomac ? Ce point de diagnostic, dont il est inutile de faire ressortir l'importance, est souvent fort délicat à établir. L'interrogatoire du malade, d'ailleurs fort dangereux, ne nous donnerait que des renseignements d'utilité douteuse si nous le limitions aux seules circonstances de la perte sanguine et l'entourage est habituellement en proie à un tel état d'affolement qu'il est difficile d'en tirer des renseignements précis.

Si nous avons la bonne fortune d'arriver avant que n'ait cessé l'hémorragie, nous pourrons pour ainsi dire la prendre en flagrant délit et juger par nous-mêmes si l'apparition du sang succède à une quinte de toux ou si le vomissement est réel.

Si l'hémorragie a cessé définitivement ou pas, l'aspect du sang rendu sera notre meilleur guide. Est-il spumeux et aéré, nous avons affaire à une hémoptysie dont nous devrons rechercher la cause par un examen approfondi de l'appareil respiratoire de notre malade. Est-il dépourvu de tout mélange aérien, il est fort probable que c'est d'une hématémèse qu'il s'agit et la présence dans ce sang de débris alimentaires, de bile ou de suc gastrique vérifiera bientôt cette hypothèse.

Si l'interrogatoire du malade limité à l'accident actuel ne nous apporte aucun élément d'appréciation, il n'en va pas de même si nous remontons aux antécédents personnels. Le malade hémoptoïque nous dira qu'il s'enrhume facilement, que depuis longtemps il tousse et crache, que parfois il a aperçu dans ses crachats de petits filets de sang, qu'il transpire la nuit, qu'il perd tous les jours de son ancien embonpoint, qu'enfin son appétit est très diminué.

Au contraire, si nous avons affaire à un sujet atteint de gastrorragie, ou bien ce sera un cancéreux dont l'état cachectique nous mettra sur la voie du diagnostic, ou bien il nous tracera le tableau clinique de l'hyperchlorhydrie si un ulcus est la source de sa gastrorragie et il insistera sur ce fait qu'il y a une heure ou deux il était encore à table, dînant de fort bon appétit. Mais nous avons vu, en étudiant l'étiologie des gastrorragies que nombreuses en étaient les causes : scorbut, hémophilie, fièvre jaune, ictère grave. Les symptômes co-existant feront faire le diagnostic causal de ces spoliations sanguines qui, pour la plupart, auront un caractère lent et à répétition. L'état cachectique du malade nous mettra sur la voie du cancer dont nous trouverons les signes objectifs au lieu de la douleur en broche et des signes d'hyperchlorhydrie que présentent les malades atteints d'ulcus, ceux-ci étant d'ailleurs l'immense majorité parmi tous les malades atteints de gastrorragie.

# TRAITEMENT

Le diagnostic d'hématémèse est posé. Nous connaissons même la cause de cette hématémèse, ulcère rond de l'estomac dans la plupart des cas. Quel traitement allons-nous appliquer pour y remédier.

Ce traitement comporte deux sortes de moyens. Les uns, communs à toutes les hémorragies, ont pour but d'amortir les fâcheux effets de la spoliation sanguine, de remplacer la quantité de sang perdue, de remonter l'organisme, de pallier autant que possible la diminution quantitative du sang circulant. Ils sont applicables aussi bien à l'hématémèse qu'à l'hémorragie utérine de la délivrance, qu'à l'hémorragie par plaie ou par blessure.

Les autres s'adressent directement à la cause des phénomènes hémorragiques. Ils veulent tarir la source d'où s'échappe la vie. Nous allons brièvement débarrasser le terrain de la première catégorie de ces moyens, réservant toute notre attention pour les moyens de la deuxième catégorie, moyens qui prêtent plus à la discussion et au sujet desquels l'entente est loin de régner entre les différentes écoles.

Depuis les remarquables études physiologiques de Chauveau et Marei, on connaît de façon parfaite le mécanisme de la mort par hémorragie. La quantité de sang circulant, diminuée dans de notables proportions, est insuffisante pour

2

remplir à chaque diastole les ventricules du cœur. Ceux-ci
se contractent à vide ou à peu près, le rythme cardiaque
s'accélère pour envoyer malgré tout aux organes centraux le
sang dont ils ont besoin. Mais l'anémie cérébrale se produit
malgré la multiplication des systoles, malgré la déshydrata-
tion des tissus dont l'eau de constitution est aspirée dans
les vaisseaux et la syncope par anémie cérébrale se produit
qui, d'abord susceptible de retour au fonctionnement normal
des organes, glisse vers la mort s'il n'est pas remédié de
façon énergique à l'insuffisante irrigation des centres nerveux.

Puisque la grande coupable est l'irrigation insuffisante des
centres nerveux par insuffisance de sang circulant, il paraît
logique d'augmenter cette quantité en anémiant autant que
possible les membres au profit du cerveau, par la position
horizontale et même par la position déclive. Poussant plus
loin la conséquence des faits qu'avait démontrée la physio-
logie, on appliqua sur les membres des bandages très serrés
qui chassaient le sang des extrémités vers le centre en même
temps qu'on soulevait ceux-ci pour augmenter la tension sanguine toujours dans les mêmes centres nerveux. Aujourd'hui, on néglige un peu ces petits moyens et on s'en
tient habituellement à la position horizontale ou déclive,
sans faire prendre au malade la position extrêmement fati-
gante des membres liés et relevés au-dessus du plan du lit.
C'est que nous disposons d'un moyen autrement efficace d'é-
lever le niveau de la tension sanguine.

Les expériences de Chauveau et Maret montrèrent autre
chose que le mécanisme de la mort par anémie cérébrale.
Un chien fortement anémié, saigné à blanc, se reprenait à
la vie, ressuscitait pour ainsi dire si on lui injectait avec
certaines précautions, du sang défibriné ; mieux encore, si
on lui injectait du sérum sanguin, du sérum artificiel. Ce

moyen fut appliqué à l'homme et nous voyons chaque jour des malades sauvés par ce précieux régulateur de la tension sanguine dont l'hémorragie eût été autrefois irrémédiablement mortelle. C'est un moyen qu'on devra appliquer à tout malade atteint d'hématémèse tant soit peu abondante. En injection intra-veineuse si la spoliation sanguine est très abondante, si l'urgence est excessive. En injection sous-cutanée si le temps presse. En lavement si on peut en prendre à son aise et si le danger n'est pas immédiat. Les lavements d'eau très chaude ont été préconisés fortement ; peut-être n'agissent-ils qu'en rendant à l'organisme l'eau qui lui a été soutirée et alors leur place est bien au milieu des remèdes de la première catégorie que nous passons en revue ; peut-être agissent-ils par action réflexe et alors leur place serait plutôt avec les médicaments que nous étudierons tout à l'heure. Nous en avons fini avec les médications qui s'adressent à la masse sanguine. Mais le moteur qui met en mouvement toute cette masse, multiplie ses efforts, se fatigue par conséquent, et aura besoin d'être soutenu si nous ne voulons nous exposer à le voir succomber à sa tâche. Caféine en potion, alcool si le danger n'est pas encore menaçant et nous voulons seulement éviter que le cœur ne cède ; caféine en injections hypodermiques, éther en injections hypodermiques aussi, si nous avons à remédier à un état de faiblesse déjà marqué du cœur, dont les pulsations se multiplient en même temps qu'elles diminuent d'intensité. Notre malade, comme dans les hémorragies, sera en proie à une soif ardente que nous satisferons à l'aide de boissons excitantes : vin généreux, café, voire même champagne.

Si nous nous en tenions là, notre malade supporterait peut-être, pendant quelque temps encore, son hémorragie. Mais, le sang continuant à couler, cette thérapeutique se montrerait insuffisante et la mort surviendrait à brève échéance.

Aussi devons-nous agir sur l'hémorragie elle-même. Tout organe qui saigne doit être soumis au repos absolu, condition *sine quâ non* de formation du caillot. Un estomac, qui continuerait à ingérer des quantités même restreintes de liquides, serait placé dans des conditions désastreuses. Aussi la diète absolue est-elle de rigueur dans le cas qui nous occupe. Diète absolue même de boisson. Tout au plus permettra-t-on dans les cas graves, l'injection de minimes quantités de liquides froids. La glace est, en effet, de par l'engourdissement, l'anesthésie qu'elle provoque, un merveilleux adjuvant. On l'emploiera *intus et extra*. Dans les deux cas, elle diminuera l'excitabilité stomacale, calmera les nausées s'il en existe et amènera l'immobilité de l'organe. A l'intérieur, elle aura l'appréciable avantage de désaltérer le malade tout en immobilisant l'estomac et en facilitant ainsi la formation du caillot. Nous insistons trop sur les avantages que procure l'immobilité de l'organe, pour qu'il soit utile de spécifier que le repos absolu de l'organisme tout entier est de prime nécessité. L'opium donné par la bouche ou en injections hypodermiques, nous aidera aussi à remplir cette grande indication : « *Immobilité de l'organe, mobilité de l'organisme tout entier* ».

Et comme moyens directs d'hémostase auxquels aurons-nous recours ? Ici encore nous nous trouvons en présence de deux catégories différentes de remède. Les uns exercent sur la surface hémorragipare une action constrictive amenant le ralentissement de l'écoulement sanguin et sa cessation. Les autres augmentent la coagulabilité du sang. Tous ces médicaments sont précieux à des titres divers et il sera bon de n'en négliger aucun. L'adrénaline, extraite des capsules surrénales, est ici d'un usage précieux. Cette substance, vaso-constrictive très intense, anémie de façon complète, toute muqueuse sur laquelle on la dépose. Cette propriété est fréquemment employée lorsqu'on a besoin d'opérer sans être gêné par l'écoulement sanguin. Il est vrai qu'à la vaso-constriction du début succède bientôt une vaso-dilatation très intense qui pourrait être dangereuse si on n'avait le temps d'appliquer un pansement compressif qui empêche toute hémorragie par la plaie opératoire. Dans l'hémorragie stomacale cet inconvénient subsiste tout entier et on ne peut tourner la difficulté qu'en continuant l'emploi de l'adrénaline assez longtemps pour permettre la formation d'un caillot relativement solide. Gaston Lyon déclare se bien trouver de la formule suivante :

> Adrénaline solution à 1/000  X à XXX gouttes
> Eau distillée bouillie ......., 60 grammes

dont il donne une cuillerée à café, de quart d'heure en quart d'heure. L'ergotine, le vaso-constricteur par excellence, donne de médiocres résultats dans les hématémèses. L'action de ce médicament est trop élective. Elle s'applique à peu près exclusivement à la fibre utérine et pour arriver à une vaso-constriction vraiment efficace, il serait nécessaire d'employer des doses vraiment excessives du remède et qui peut-être n'iraient pas sans quelque danger. Cependant, en désespoir de cause, on emploie parfois, soit sous forme d'ergotine, soit sous forme d'ergotinine, plus souvent par la bouche qu'en injections hypodermiques, ce qui paraît logique, car en ce cas, à l'action générale pourrait s'ajouter l'action locale sur la surface hémorragipare.

Deux médicaments attirent surtout notre attention, si nous cherchons à augmenter la coagulabilité du sang. Je veux parler de la gélatine et du chlorure de calcium. Ils furent étu-

diés tous deux par Paul Camot, qui découvrit presque en
même temps leurs propriétés hémostatiques. La gélatine pure
est extraite des os et des cartilages. Elle fut d'abord employée
dans les hémorragies en nappe des muqueuses qui lui résis-
tent rarement, puis son action générale étant reconnue, on
la donna sous forme de sérum gélatiné dont Lancereaux a
donné la formule :

Chlorure de sodium........     1

Gélatine  ................     1

Eau distillée ............  100

Dans les hématémèses on se trouvera bien d'utiliser à la
fois l'action locale et l'action générale. Cependant l'action
du suc gastrique *in vivo* sur la gélatine étant peu connue, il
sera prudent d'associer la voie hypodermique à la voie stomacale.

Le chlorure de calcium, lui, sera donné en potion à la
dose de 3 à 4 grammes par jour. Certains auteurs conseillent,
pour respecter davantage le repos de l'organe si nécessaire
à la formation du caillot, de le donner en lavement. Pourquoi
pas ? La seule contre-indication serait l'intolérance. C'est
en tout cas une précaution de plus et qui ne manque pas
d'opportunité, puisque nous avons placé l'immobilisation de
l'organe au premier rang parmi les moyens thérapeutiques
destinés à amener l'hémostase. Supposons que malgré tout
ce luxe de médicaments, malgré cette prodigalité de précautions, l'hémorragie ne s'arrête pas ? Ici commence la tâche
du chirurgien. A quel moment précis un malade atteint d'hématémèse relève-t-il du bistouri ? A quels signes reconnaî-
trons-nous que l'instant est venu de l'opérer ? C'est ce que
nous allons essayer de préciser.

Reprenant la classification de Savariaux, nous diviserons

les hématémèses en foudroyantes, aiguës et chroniques. Les
formes foudroyantes laissent à peine le temps de porter un
diagnostic. Souvent même le malade n'est plus lorsqu'arrive
le médecin qu'en hâte on est allé quérir. Dans la plupart
des cas le malade vomit en une fois des flots de sang rouge,
rutilant, indiquant bien par ces caractères la nature du vaisseau ulcéré. Parfois aussi rien ne transparaît au dehors de
cette hémorragie mortelle. Et le diagnostic se fait alors
d'après le caractère d'une selle mélœnique, pendant laquelle
le malade évacue une quantité parfois très considérable de
bouillies noirâtres, classiquement comparées à du cambouis.
On trouvera à la fin de ce travail l'observation d'un cas typi-
que de cette forme de gastrorragie foudroyante. Du traitement de ces formes il est inutile de parler. Par définition, il
n'existe pas. Les formes aiguës, elles, sont d'abord justicia-
bles du traitement médical. Nous avons tous vu assez fréquemment dans les salles d'hôpital des individus vomissant
en une fois jusqu'à un litre et plus de sang, qui au bout d'un
temps relativement court, partaient complètement guéris,
n'ayant suivi d'autre traitement que le traitement purement
médical que nous avons décrit dans les pages précédentes.
Mais souvent ce traitement médical est insuffisant, le malade
encore incomplètement rétabli de sa première spoliation sanguine, présente une nouvelle hémorragie aussi considérable,
aussi abondante que la première. Doit-on attendre que ce
sujet soit exsangue ? Doit-on attendre qu'il n'ait plus que le
souffle, qu'il soit « d'une pâleur cadavérique, assoupi, anéanti,
le pouls vide », comme le malade miraculeusement sauvé par
Cazin. Dieulafoy base l'indication d'opérer sur la quantité
de sang vomie en une fois : « Tout malade qui n'a que des
hématémèses de moyenne intensité, tout malade qui dans chacune de ses hématémèses ne vomit pas plus de 100 grammes,
200 grammes de sang, n'est pas justiciable de l'opéra-

tion, alors même que ses hématémèses se répéteraient assez
fréquemment. En pareil cas, la façon dont le malade supporte ses hémorragies répétées, la résistance qu'il oppose à
l'envahissement de l'anémie est, à notre avis, le meilleur
guide auquel on puisse se fier. » L'écart assez grand qui existe
entre les limites vagues assignées par Dieulafoy aux cas jus-
ticiables du simple traitement médical et aux cas justicia-
bles du couteau chirurgical, s'explique par la différence de
résistance des divers organismes, celui-ci surmontant sans
trop de mal une série d'hémorragies qui tuerait celui-là à
quantités égales de sang perdu à intervalles égaux entre les
diverses spoliations sanguines. « Mais, dit plus loin Dieulafoy, en face d'un malade chez lequel l'on a toute raison de
supposer l'exulceratio simplex, que la lésion soit avérée ou
latente, du moment que ce malade est pris d'une de ces terribles hématémèses qui lui font perdre d'emblée et d'un coup
demi-litre ou un litre de sang (sans compter le melœna), et à
plus forte raison, si ces grandes hématémèses se répètent une
deuxième, une troisième fois à brève échéance, il n'y a pas
un instant à perdre, il faut opérer. Agir autrement, tergiver-
ser, temporiser, c'est exposer le malade à la mort, c'est, par-
donnez-moi l'expression, jouer sa vie à pile ou face. » Le
savant professeur de l'Hôtel-Dieu n'envisage pas l'éventua-
lité d'une guérison après une « de ces terribles hématémèses
qui font perdre d'emblée et d'un coup demi-litre ou un litre
de sang à un malade » (1). Et cependant ce fait se produit souvent et tout praticien pourrait citer, à l'appui de notre thèse,
des cas suggestifs. Aussi bien nous rangeant complètement
à son avis lorsqu'il adjure le chirurgien d'intervenir à la deu-

---

(1) Dieulafoy. — Clinique Médicale de l'Hôtel Dieu de Paris,
1897-1898.

xième ou à la troisième grande hémorragie, nous trouvons exagéré d'opérer tout malade qui vient d'avoir une grande hémorragie. Nous ne devons pas oublier que le traitement médical suffit à guérir environ 93 % des cas d'hématéméses. Cette statistique doit nous rendre prudents et nous ne devons pas exposer de gaieté de cœur aux risques d'une laparotomie qui court de grandes chances d'être septique, un individu qui après tout possède de nombreuses chances de guérir sans subir d'intervention.

Si maintenant nous envisageons la conduite à tenir dans les cas d'hématéméses chroniques, tout autre sera notre conclusion. Ces hématéméses de petit volume, n'enlevant chaque fois au malade qu'une quantité de sang très restreinte et difficilement appréciable, car elles ne se manifestent souvent que par du melœna, ces hématéméses ont fourni aux chirurgiens les plus jolis et les plus durables succès dont à bon droit ils sont fiers. A quel moment devrons-nous proposer l'opération à un sujet atteint de gastrorragies rebelles et répétées, bien que de faible intensité ?

Dans le cas spécial nous ne devons tenir compte que d'une seule donnée : la façon dont le malade résiste à la spoliation sanguine. Quels renseignements nous donnerait le nombre des hémorragies, étant donnée la difficulté qu'on éprouve à en affirmer l'intensité ? Donc, seul l'état général du sujet devra être examiné. Résiste-t-il de façon convenable, la menace d'anémie est-elle suffisamment éloignée ? Le pouls plein et bien frappé ? Attendons, rien ne presse. Mettons en œuvre toute la gamme variée des moyens médicaux dont nous disposons. Il sera toujours temps d'intervenir si le danger devenait plus pressant. Mais si le sujet dépérit, si son pouls faibli se vide, si tout l'arsenal thérapeutique médical a été vainement mis à contribution, il faut opérer. La gravité de

l'intervention est dans ces cas beaucoup moindre. Le résultat
sera sans doute bon, peut-être excellent.

Quelle opération choisirons-nous ? Rodman, cité dans le
remarquable article de Tuffier et Jeame (*Revue de chirurgie*,
1905), énonce les opérations possibles qui toutes ont leur
utilité et qui toutes dans un cas donné peuvent être l'opération de choix.

*La gastrotomie* simplement évacuatrice a sauvé un malade
opéré d'urgence le 9 juillet 1903, à l'hôpital Beaujon (1), après
deux hématémèses profuses très abondantes qui n'avaient
laissé au malade que 1.500.000 globules rouges. L'orifice
hémorragipare étant demeuré introuvable, on avait refermé
la plaie stomacale et l'abdomen ; trois semaines après le malade était présenté complètement guéri à la Société de Chirurgie (juillet 1903).

Mais cette opération n'est le plus souvent considérée que
comme le premier temps d'une autre plus adéquate et mieux
appropriée à l'affection du malade. Ses bons résultats doivent
être sans doute attribués à la mise au repos de l'organe.
Mais il sera sage de ne point s'en tenir là et de pratiquer une
manœuvre donnant un peu plus de sécurité.

*La gastrorraphie* ne mérite même pas les honneurs d'une
description. Elle est, disent Tuffier et Jeame, « l'aveu d'im-
puissance du chirurgien qui plisse l'estomac ne sachant que
faire et s'en remettant à la Providence du soin d'assurer
l'hémostase ». Pour une opération, dont le but est de l'assurer, cette hémostase, il nous semble que le but est loin d'être
atteint.

Sur le *curettage de l'ulcère* nous pouvons porter le même
jugement que sur la gastrotomie. Ce n'est qu'une manœuvre

---

(1) Voir l'observation à la fin de ce travail

utile sans doute, mais accessoire, permettant de trouver le
vaisseau qui donne et de le lier. Jamais un coup de curette
n'a arrêté une hémorragie. C'est plutôt le contraire qui se
produit souvent.

*La cautérisation au thermocautère* ne donne pas de meil-
leurs résultats s'il s'agit d'hémorragie par un vaisseau de
calibre respectable. Le caillot ainsi formé est trop faible,
l'hémostase ainsi obtenue trop précaire pour qu'on puisse
s'en tenir là. Par contre, dans les hémorragies capillaires
ce moyen mérite d'être prôné. Ces sortes d'hémorragies sont
d'ailleurs habituellement faciles à arrêter et voilà sans doute
pourquoi la thermo-cautérisation est si efficace contre elles.
Sa force est faite de la faiblesse de l'hémorragie à laquelle
on l'oppose.

Roux a proposé et effectué la *ligature à distance* de l'artère
dont il suppose tributaire l'ulcère hémorragipare. Cette conduite ne peut être adoptée que comme un pis-aller. En effet,
l'estomac est un organe au sein duquel les artères nourricie-
res contractent de très fréquentes anastomoses. Que nous
servira donc de lier une artère, si la récurrence fournit à
l'ulcère que nous voulions anémier tout le sang qu'il lui
faut pour saigner et tuer notre malade. Ce n'est donc pas
une seule artère qu'il nous faudra lier, mais toutes celles
qui fournissent du sang à la région ulcérée. La thèse de
Turin (Montpellier, 1903), nous indique de façon très claire
les points d'élection de ces ligatures ; nous ne pouvons mieux
faire que le citer in-extenso : on fera donc la ligature :

« De la coronaire, avant qu'elle donne ses branches au
cardia dans sa portion ascendante, au-devant du diaphragme ;

» De la pylorique après avoir effondré le petit épiploon au-
dessus du pylore ;

» De la gastro-duodénale que l'on trouve avant sa bifurcation, après avoir effondré le même épiploon, à gauche des vaisseaux du hile du foie en suivant la crosse de l'hépatique, ou bien en effondrant le ligament gastro-colique, en relevant l'estomac en haut et reclinant à droite l'origine du duodénum ;

« De la gastro-épiploïque droite dans le ligament gastro-colique à deux ou trois centimètres de la grande courbure ;

» De la splénique en passant à travers le grand épiploon ou à travers le petit en se servant de l'artère hépatique comme conducteur qui mène à l'aorte et à la splénique. »

Mais ne semble-t-il pas que chacune de ces ligatures sera longue, difficile et ne donnera jamais la certitude d'une parfaite hémostase ? Aussi n'est-ce que lorsque l'ulcération sera restée introuvable que, faute de mieux, on aura recours à ce procédé.

Les opérations que nous venons d'étudier ont pour but d'arrêter le sang par action directe sur la région hémorragipare ou sur les vaisseaux dont elle est tributaire.

La *gastro-entérostomie et la jejunostomie* cherchent à tarir l'hémorragie par la mise au repos absolu de l'organe. On ne comprend pas bien pourquoi l'arrêt de fonctionnement, le repos de l'estomac mettent obstacle à l'écoulement sanguin. Entre l'effet produit et la cause invoquée, la relation n'apparaît pas dans les cas ordinaires. Il est cependant une forme spéciale d'ulcère, la localisation au pylore, pour laquelle le procédé paraît plus rationnel. C'est que l'ulcère pylorique s'accompagne presque constamment de sténose du même orifice empêchant la complète évacuation du contenu stomacal dont l'expulsion nécessite des contractions nuisibles à la formation et à l'organisation du caillot. La gastro-entérostomie supprimant l'obstacle en créant un chemin dérivé, supprime, par le fait même, les mouvements péristaltiques qui gênaient la coagulation et par ce mécanisme arrête l'hémorragie. A cette opération, comme aux précédentes, nous pouvons reprocher de n'être qu'un palliatif. L'hémostase qu'elle produit souvent, mais pas toujours, témoin le cas rapporté par Quénu à la Société de Chirurgie (mai 1904), ne serait-elle pas due à une autre cause encore inconnue ? Peut-être c'est ce qui nous porte à la considérer comme une opération de fortune, bonne sans doute, qui a sauvé déjà un certain nombre d'existences, mais inférieure et de beaucoup aux opérations de choix que nous allons maintenant décrire. L'ulcère est-il simplement muqueux ? C'est à la *ligature suivie ou non d'excision* ou à *l'enfouissement* que nous aurons recours. Le premier procédé plus rapide est surtout applicable aux petits ulcères. Prendre avec une pince l'ulcération et la soulever en pinçant la muqueuse et passer un fil à ligature au-dessous de ce pédicule conoïde. On peut ensuite exciser l'ulcère ou le laisser s'éliminer ultérieurement, mais dans le cas d'ulcère toujours simplement muqueux, mais de surface plus considérable, ce procédé n'est pas toujours applicable. En effet, dans le cône soulevé par la pince et qui devra avoir une hauteur plus considérable que dans le premier cas, toutes les tuniques stomacales peuvent être comprises. Dès lors, la ligature en étranglant une aire plus ou moins grande de paroi stomacale, en amènera le sphacèle et notre malade guéri de son hémorragie succombera à la péritonite par perforation ; nous l'aurons soustrait à un danger pour l'exposer à un autre aussi redoutable. Il sera tombé de Charybde en Scylla. Aussi est-il préférable, dans le cas d'ulcère assez vaste, de passer une série de catguts au-dessous des points saignants. Les fils pénétrant à droite de l'ulcère ressortent à sa gauche. En les serrant avec modération on enfouit au fond d'un pli muqueux l'ulcère dont cette compression arrêtera le suintement sanguin.

L'ulcère est-il profond ? Pénètre-t-il jusqu'à la tunique externe de l'estomac. C'est le cas de gastrectomiser ou de pylorectomiser à moins que des adhérences ne réunissent l'estomac aux organes voisins, auquel cas l'exploration incomplète ou la gêne opératoire qui résulte de ces mêmes adhérences ne permettra que des opérations incomplètes, palliatives, que nous avons étudiées précédemment.

Mais tout étant au mieux, l'ulcère n'ayant pas encore déterminé de périgastrite adhésive, quel sera le manuel opératoire de ces interventions ?

Les premiers temps opératoires, jusqu'à la découverte de l'ulcère, sont communs à la gastrectomie et aux autres interventions précédemment décrites dans leur partie essentielle. L'incision sera médiane, s'étendant de l'appendice xyphoïde à l'ombilic, le dépassant même légèrement. Incision du péritoine et protection de la séreuse contre la souillure du champ opératoire, que l'incision stomacale rend presque inévitable. A ce moment l'estomac vient souvent se hernier à travers l'incision. Il est dans ce cas nécessaire de le vider par une ponction aspiratrice faite avec un gros trocart et l'appareil aspirateur de Potain, à moins que des pressions méthodiques ne parviennent à chasser dans le duodénum le contenu stomacal.

S'il a été nécessaire de ponctionner l'estomac, une pince obturera l'orifice pendant le temps suivant. L'estomac est vide, par conséquent très peu volumineux. Il faut maintenant en explorer la face externe pour tâcher si possible de trouver la place de l'ulcère. Méthodiquement, une face après l'autre, la paroi sera soigneusement examinée, avec les yeux d'abord, puis par le toucher. On prendra entre les deux mains la paroi stomacale, dont l'épaisseur sera ainsi appréciée et dont l'induration localisée due à l'ulcère sera facilement perceptible. La meilleure voie à suivre pour cette exploration consiste à glisser la main entre la grande courbure et le côlon transverse en déchirant le ligament gastro-colique.

Cette exploration terminée, c'est le moment d'ouvrir l'estomac par une incision de 10 centimètres environ, horizontale, menée jusqu'à 2 centimètres du pylore à égale distance de la grande et de la petite courbure. La muqueuse stomacale une fois nettoyée et séchée, on cherche l'ulcère, dont l'hémorragie trahit vite la localisation. Ici finit la partie de l'opération commune à toutes les interventions étudiées dans les pages précédentes : curettage ou cautérisations, ligature et excision ou enfouissement de l'ulcère. C'est le moment d'appliquer la technique spéciale à chaque procédé et que nous avons indiquée précédemment.

Pour la gastrectomie, la portion de paroi qui sert de substratum anatomique à l'ulcère, sera excisée en losange de façon à permettre un rapprochement exact des bords. Après hémostase parfaite, on suturera à trois plans la plaie ainsi produite. L'incision stomacale sera refermée de même, et l'abdomen suturé comme après toute laparotomie. Pendant combien de temps l'opéré devra-t-il être soumis à la diète rigoureuse ? Huit jours de jeûne semblent devoir donner satisfaction aux plus rigoristes. Mais cette règle ne sera pas inflexible. Elle devra comporter de nombreuses exceptions. Tel malade très affaibli devra être alimenté dès le deuxième ou le troisième jour sous peine de voir mourir d'inanition le malade que nous aurons sauvé d'une hémorragie menaçante. Le régime sera évidemment liquide et rien que liquide, pour éviter à l'estomac encore mal consolidé, tout traumatisme qu'il supporterait mal. Avant de reprendre l'alimentation buccale, il est bien entendu qu'on alimentera le malade par la voie rectale aussi longtemps que ce mode d'alimentation sera bien supporté. De la sorte, on évitera une trop grande déperdition de forces et la convalescence sera d'autant écourtée.

# CONCLUSIONS

I — Le traitement des gastrorragies est, suivant les cas, médical ou chirurgical.

II. — Dans tous les cas de gastrorragies, sauf dans les hématémèses foudroyantes, le traitement médical devra être essayé ; il réussira dans 93 pour cent des cas.

III. — Le traitement médical arrive à l'hémostase : 1° en immobilisant le malade et l'estomac (glace, opium) ; 2° en augmentant la coagulabilité du sang (sérum gélatiné, chlorure de calcium) ; 3° en exerçant une action vaso-constrictive sur les vaisseaux (ergotine, adrénaline, lavements chauds). Il s'efforce de pallier les effets de la spoliation sanguine (sérum artificiel, éther, caféine, décubitus dorsal et déclive).

IV. — Après une première hématémèse de plus de 500 grammes de sang à laquelle on a appliqué un traitement médical rigoureux, s'il s'en produit une autre, même de moindre intensité à peu de temps d'intervalle, l'indication se pose d'opérer.

V. — Après une série d'hématémèses de faible intensité fréquemment renouvelées, si le sujet se trouve dans un état d'anémie assez prononcé, si, apyrétique, le pouls est rapide et facilement dépressible, l'indication se pose d'opérer.

V. — L'opération de choix est l'excision de l'ulcère et la ligature des vaisseaux hémorragipares dans la plaie.

VII. — Si l'excision est impossible et la ligature impraticable, on pourra se contenter des opérations suivantes : gastro-entérostomie, ligature à distance ou gastrotomie, mais en se pénétrant bien de l'idée qu'elles ne sont que des pis-aller et qu'il faudra leur préférer, dans tous les cas où elles seront possibles, les opérations agissant directement sur la plaie hémorragipare.

## Observations de malades guéris par le Traitement Médical.

Ces observations sont assez rares dans la littérature médicale. On ne pense pas à publier les faits qu'on considère comme la règle, on ne parle que des exceptions. C'est la cause de cette pénurie. Cependant il n'est pas de praticien qui n'ait, au cours d'une carrière brève, observé des cas de guérison vraiment étonnantes dues au simple traitement médical. Mais nous le répétons, on ne publie que les guérisons extraordinaires et il est si banal d'arrêter une hématémèse sans le secours de la chirurgie !

### OBSERVATION PREMIÈRE
#### Girault. — Thèse Paris, 1867.

Girault cite le cas de deux malades qui perdaient 5 et 6 litres de sang, l'un en 4 jours et l'autre en 6 jours. Le traitement médical réussit à les remettre sur pied, l'un d'eux se portait bien six ans après cette effroyable hémorragie.

### OBSERVATION II
#### Dieulafoy. — Cité par Tuffier et Jeame, *Revue Chirurgie*, 1905.

Une femme a des hémorragies énormes, elle perd plus de 3 litres de sang en 24 heures. Elle n'a plus que 1.200.000 globules rouges par millimètres cube ; le pouls est à 128 ; la

température à 38°. Le repos et la diète absolue joints aux
lavements alimentaires, aux injections de sérum artificiel et
à la glace *intus et extra* réussissent à la remettre sur pied.

## Observation III

Due à l'obligeance du Dr Bels, de Marsillargues (Hérault).

F. P..., domicilié à M... (Hérault), maçon, âgé de 62 ans.
Antécédents : on ne trouve pas chez lui trace d'excès alcoo-
liques. Tout au plus pourrait-on lui reprocher un usage assez
intense du tabac. Cet homme est un nerveux, très sensible,
assez irritable ; à la suite de chagrins violents il a des crises
de découragement qu'il parvient difficilement à surmonter,
la mauvaise hygiène alimentaire engendrant une gastrite avec
hyperchlorhydrie. Éructations aigres, pyrosis, vomissements assez fréquents, jamais d'hématémèse.

Dans les premiers jours de mai 1904, le malade vient nous
trouver, il se plaint d'aggravation de son état gastrique. Les
digestions s'accompagnent de sensation de brûlure très dou-
loureuse. Le malade ne peut dire si l'ingestion d'aliments
aggrave ou diminue la douleur. Nous donnons de l'eau chlo-
roformée et des paquets contenant parties égales de bicarbo-
nate de soude. Craie préparée et magnésie calcinée. Le malade accuse un peu de mieux, bien que persiste toujours de
la pesanteur dans la région pylorique. Une légère constipa-
tion est combattue par 15 grammes d'huile de ricin. Quinze
jours après le début du traitement, le 18 mai, violente douleur épigastrique qui arrache des cris au malade. En même
temps une hématémèse se produit, tachant abondamment deux
serviettes d'un sang rutilant. Après cette hémorragie, la première selle contient des matières noires, du meléna. On fait
des injections hypodermiques d'ergotine. Une vessie de glace

est mise à demeure sur l'épigastre, le malade suce de petits
morceaux de glace. On donne du condurango et un peu de
lait glacé pour toute alimentation.

Le 21, trois jours après cette première hématémèse, s'en
produit une seconde accompagnée encore de melœna. Puis,
pendant huit jours, le malade continue à évacuer des selles
mélœniques.

Le huitième jour, 29, nouvelle débâcle de sang noir par
l'anus. Depuis cette dernière évacuation, le malade n'a plus
rendu de sang. Vers le milieu de juin, le malade a commencé
à se lever. Son alimentation se composait de lait, purées,
œufs battus. Pour tout traitement, du glycéro-phosphate de
chaux granulé et du condurango.

Au mois de septembre, cet homme était en assez bon état
pour vendanger. On ne trouve plus, en palpant son estomac,
qu'un placard épigastrique.

## Observation IV

R. Tripier. — *Semaine Médicale*, 1898.

A. C... a présenté, au moment de la puberté, un état chloro-
tique assez intense. En 1881, vomissements alimentaires contenant du sang. Cette première hématémèse cède à un traitement médical, les digestions restent difficiles et par inter-
mittences la malade présente des selles noires.

En novembre 1892, elle est reprise de vomissements alimentaires peu après le déjeuner. Le soir, vomissements san-
glants de peu d'intensité qui se calment. Les vomissements
alimentaires persistent.

Le 5 octobre 1896, après s'être livrée à des abus de café
et de vin, la malade est reprise de vomissements alimentaires
mélangés d'une forte proportion de sang.

Le 0, syncope et vomissement très abondant (un litre). Dans la journée trois hémorragies. On prescrit de la glace *intus et extra*. Eau de Rochelle, diète et repos. L'hémorragie continue.

Le 8, faiblesse extrême. Ergotine. A l'intérieur 10 gr. de bismuth dans un julep gommeux. Les hématémèses disparaissent. Mais le mélœna persiste.

Le 11, récidive. X gouttes de perchlorure de fer, matin et soir, en potion.

Le 14, nouvelle gastrorragie ; la malade étant extrêmement faible, on donne un grand lavement d'eau chaude à 48°, trois fois par jour. Dès le premier lavement, l'hématémèse disparaît, il persiste seulement un peu de mélœna qui disparaît au troisième jour. Le traitement est continué pendant huit jours, puis la malade reprend peu à peu son alimentation et guérit complètement.

## OBSERVATION V

Louis Renou et Louste. — *Semaine Médicale des Hôpitaux*, 21 novembre 1902.

Homme de 52 ans, présente une hématémèse très abondante ; on essaie le traitement ordinaire, glace, diète, repos qui n'amène aucune amélioration. On se décide alors à traiter ce malade par l'adrénaline. Pendant sept jours on lui fait prendre, à doses fractionnées, cinquante gouttes de solution d'adrénaline au millième. Les hématémèses s'arrêtent, le sujet revient peu à peu à la santé, grâce au sérum artificiel qu'on lui a injecté à doses massives. Pendant qu'on appliquait le traitement pour l'adrénaline, on ordonnait le repos et la diète absolue, le sujet n'étant nourri qu'avec des lavements alimentaires.

### Observations de malades atteints de gastrorragies foudroyantes.

OBSERVATION PREMIÈRE

Soubeyran, chef de clinique chirurgicale, Faculté de Montpellier.
(*Bulletin Société Anatomique*, février 1902).

L'estomac que j'ai l'honneur de vous présenter est celui d'une femme, âgée de 42 ans, qui entre le 5 septembre, à 9 heures du soir, dans le service du professeur Tédenat, suppléé par M. le professeur agrégé Imbert, parce qu'elle a été prise d'abondants vomissements de sang après le repas. Cette femme, qui rejette encore par instants du sang, présente les signes d'une hémorragie interne, pâleur de la face, décoloration des muqueuses, tendance à la syncope, dyspnée, pouls petit et rapide. On lui donne de l'ergotine et du sérum, mais elle meurt bientôt après.

*Autopsie*. — A l'ouverture de l'abdomen, ce qui frappe tout d'abord c'est la distension de l'estomac ; cet organe, lié au cardia et au pylore, est enlevé. On constate alors, après l'ouverture, qu'il est rempli de sang noirâtre avec des caillots volumineux.

La muqueuse après nettoyage se présente avec des plis nombreux, elle semble épaissie. Mais ce qui attire l'attention, c'est un vaste ulcère siégeant sur la face postérieure de l'estomac, près de la petite courbure et à 5 centimètres du pylore. Cet ulcère est unique, sa forme est elliptique. Le grand axe de l'ellipse est transversal avec un léger degré d'obliquité en haut et à droite. La grosse extrémité regarde le cardia, la petite, le pylore. Les dimensions de l'ulcère sont assez considérables, puisque sur la pièce fraîche elles sont de trois centimètres et demi pour le grand axe et deux centimètres pour le petit.

Les bords en sont nets, comme coupés à l'emporte-pièce, ainsi qu'on l'observe fréquemment. Ils sont surélevés et indurés, ce qui indique l'ancienneté de la lésion. Toutes les tuniques de l'estomac semblent intéressées par l'ulcération (muqueuse, sous-muqueuse, musculaire) ; cependant la partie gauche semble plus profonde.

Le fond présente un aspect spécial ; sa coloration est grisâtre, son aspect est grenu, et un examen plus approfondi montre qu'il est formé par le pancréas qui adhère à ce niveau à la face postérieure de l'estomac. Sur ce fond et au niveau de la grosse extrémité de l'ellipse, c'est-à-dire sur la partie gauche de l'ulcération, on constate la présence d'un pertuis assez volumineux ; ses bords sont amincis, irréguliers et comme déchiquetés ; ses dimensions sont celles d'une lentille.

Si l'on introduit un stylet dans cet orifice, on s'aperçoit qu'il se dirige facilement de gauche à droite vers le tronc cœliaque et dans le sens opposé vers la rate, et que le vaisseau dans lequel il chemine n'est autre que l'artère splénique.

Le reste de la muqueuse gastrique ne présente ni ulcération ni ecchymose, on remarque seulement de nombreux plis plus ou moins profonds qui s'irradient dans tous les sens.

Le péritoine et l'intestin ne renferment p.. de sang ; les poumons sont congestionnés au niveau de leur base, le cœur et les autres viscères n'offrent rien de saillant.

L'hémorragie qui a amené la mort de notre malade a pris incontestablement son point de départ au niveau de l'ulcération de l' ctère splénique.

## Observation II

Due à l'extrême obligeance du Dr Beis.

Homme, âgé de 70 ans, atteint depuis longtemps de gastrite chronique avec pyrosis. Digestions difficiles : le malade doit choisir ses aliments. Un matin, il accuse une violente douleur épigastrique avec tous les signes d'une violente hémorragie interne. Deux heures après il était mort sans avoir rendu par la bouche une seule goutte de sang. Seul, un melœna très abondant avait trahi l'hémorragie gastrique foudroyante.

## Observations de malades traités chirurgicalement.

Nous ne citerons guère que des observations favorables, terminées par une heureuse guérison. Innombrables sont cependant les essais malheureux. Nous tenons seulement à prouver que la chirurgie peut guérir par des interventions multiples des malades condamnés à une mort prochaine s'ils étaient abandonnés à eux-mêmes.

## Observation Première

Mickuliez. — Thèse Marion, Paris, 1897.

Mickuliez opère une femme de 21 ans présentant des signes d'ulcère depuis un an et des hématémèses. A l'opération, on trouve un petit ulcère de la petite courbure et une érosion de la coronaire. Il pratique la résection de l'ulcère, le curettage de la perforation et la suture. Guérison depuis trois ans.

## OBSERVATION II

### Roux. — Congrès Chirurgie, 1893.

Homme. Hématémèses de un litre et demi à deux litres quelques jours avant l'opération. Ulcère circonscrit de la petite courbure. Ligature des artères de la petite courbure. Excision de l'ulcère. Guérison.

## OBSERVATION III

### Société de Chirurgie, juillet 1903.

Un homme de 29 ans reçoit, le 15 avril 1900, un coup de couteau dans le septième espace intercostal gauche. Le docteur Auvray suture d'urgence une plaie du diaphragme, une sur le côlon descendant, une sur le méso-côlon. L'estomac ne paraissait pas touché. Le patient guérit. Trois ans après, le 1er juillet 1903, il est pris tout à coup d'une violente hématémèse. Il entre à Beaujon où on lui applique de la glace sur le ventre. On le soumet à un régime sévère, ce qui ne l'empêche pas d'avoir une nouvelle hématémèse profuse le 9 juillet. Il est opéré d'urgence, n'ayant plus que 1.500.000 globules rouges. Laparotomie sus-ombilicale ; l'estomac distendu vient faire hernie à travers l'incision. Une ponction de l'organe ne retire que des gaz sans diminuer la distension. Alors, incision sur la face antérieure longue de quatre travers de doigt, parallèle aux courbures. L'éversion montre un caillot massif, consistant, du volume d'une tête de nouveau-né, noirâtre, fétide. L'exploration ramène encore de gros caillots. Et l'estomac et l'abdomen sont refermés sans autre manœuvre, l'orifice hémorragique étant demeuré invisible. Le 1<sup>er</sup> août le malade quittait l'hôpital parfaitement guéri.

## OBSERVATION IV

Roux, in Thèse Turin. Montpellier 1903.

Femme ayant eu des hématémèses très abondantes, faiblesse extrême. Ulcère de la petite courbure. Double ligature des artères de la petite courbure. Guérison se maintenant depuis trois ans.

## OBSERVATION V

Cazin. — *Presse Médicale*, 1898.

Pas de signes gastriques antérieurs. Hématémèses violentes les 7, 9 et 16 octobre. 1.600.000 globules rouges. Estomac d'apparence normale, quatre érosions lenticulaires sur la face postérieure au voisinage de la grande courbure. Suture de l'érosion au catgut. Guérison.

## OBSERVATION VI

Monod. — Rapport par le Comité in *Médical Week*, Vol. 4° 30.

Hématémèse abondante, dilatation d'estomac. Gastro-entérostomie avec bouton de Murphy après rétrofixation du grand épiploon et colopexie suivant la méthode de Doyen. L'ulcère occupait le pylore. Guérison rapide issue du bouton le douzième jour.

## OBSERVATION VII

Mayo Robson, *in Lancet*, 1900.

Homme, 38 ans. Grande faiblesse et anémie. Grave hémorragie répétée à deux reprises dans la semaine due à un ulcère avec dilatation stomacale. Gastro-entérostomie et guérison.

## OBSERVATION VIII

Spencer W. — Communication écrite.

Femme de 37 ans. Depuis 11 ans, hématémèses sans autres symptômes. La présente est la plus considérable : après plusieurs hémorragies légères une pinte et demie est rendue, dont moitié de sang pur. Faiblesse soudaine, anémie aiguë, perte partielle de connaissance. Opérée le 23 novembre 1808, on trouve une induration plissée à deux pouces de la grande courbure entre la moitié et le tiers du pyloro. Une artère à peu près de la grosseur de la sus-orbitaire saigne en jet, ainsi que la veine correspondante. Artère et veine sont liées. L'ulcère est enfoncé sous une double rangée de sutures continues. En janvier 1900, cette malade vient déclarer spontanément son excellent état. Elle n'a pas eu d'hémorragie depuis son opération. Une semaine après elle a une soudaine hématémèse, deux pintes et plus. On fait une gastro-jejunostomie qui l'a complètement guérie.

# BIBLIOGRAPHIE

ABBE. — Cité par Weir et Fode.

ARMSTRONG. — A case of nocematemesis. Brit. Med. J. Lond.

BAZY. — Bull. Assoc. anat., Paris, 1876.

BEAUVIS. — Bull. Soc. anat., Paris, 1847.

BOULLOCHE. — Bull. Soc. anat., Paris, 1888.

BONNET. — Lyon-Médical, 1897.

BOSSU. — Thèse Paris, 1893-94.

BOUVERET. — Traité maladies de l'estomac, 1895.

CAILLARD. — Thèse Paris, 1883.

CAUSSADE. — Presse Médicale, 30 janvier 1897.

CAZEAU. — Bull. soc. anat., Paris, 1834.

COATS. — Glascow and J. 1888.

COLLIN. — Ulcère du duodénum. Thèse Paris, 1894.

COMTE. — Traité chirurgie de l'ulc. rond, Semaine Médic., 1895.

CRUVELLIER. — Atlas anat. path.

DERRIAN. — Thèse Paris, 1883.

DIEULAFOY. — Cliniq. médic., Hôtel-Dieu, 1897-98.

ELSELSBERG. — Arch. fur Klin. chir., 1889.

FERRAN. — Thèse Paris, 1874.

GALLARD. — Thèse Paris, 1882.

GIRAUD. — Thèse Paris, 1867.

GILBERT. — Thèse Paris, 1867.

GODIN. — Thèse Paris, 1877.

HARTMANN. — Thèse Paris, 1898. *Presse méd.*, 1898.

HAYEM. — *Journal méd. int.*, Paris.

LANCEREAUX. — Académie médicale, 1900. *Revue thér. méd. chir.*, 1902.

LEJARS. — Chirurgie d'urgence.

LORENZI. — Thèse Paris, 1894-95.

LUYS. — *Bull. soc. anat.*, Paris, 1893.

MARION. — Thèse, Paris 1897.

MICKULICZ. — Arch. F. Klin. chir., 26° congrès soc. all. de chirurgie, *Berlin Klin woch*, 1897.

MILLAUD. — *Bull. soc. anat.*, Paris, 1859.

MONESTIER. — *Bull. soc. anat.*, Paris, 1883.

MUCHINSON. — Trans. of path. soc., 1870.

OLLIVE. — *Gazette méd.*, Nantes, 1883.

PAVY. — *Med. Times and Gaz.*, London, 1867.

PERCEPIED. — *Bull. médical*, 1897.

PELLIET. — *Bull. soc. anat.*, Paris, 1894.

PIERACCINI. — La Clinica Moderna, 1903. Piza valore diagnostico della febra nella gastrorragia da ulcera rotonda.

PÉRISSÉ. — Thèse Paris, 1876.

PINATELLI. — Thèse Lyon, 1902.

PRICE. — *Medical Record*, New-York, 1903.
—    Fatal gastric hemorrage with autopsy.

RATHERY. — Gastrorragies hystériques, *Union med.*, 1880.

RENOU et LOUSTE. — *Semaine médicale des Hôpitaux*, 1902.

ROUX. — Congrès chirurgie, 1883.

ROUX (Charl.) et ALBERT (Math.). — *Gazette Hôpitaux*, 1902.

SAVARIAUX. — De l'ulcère hémorragique et de son traitement chirurgical, Thèse Paris, 1898.
—    *Gazette des Hôpitaux*, 28 janvier 1899.

SANNDDY. — Ulcera dello stomaco suppl. al Polei, Roma, 1900.

*178*

SOUBEYRAN. — *Bull. soc. anat.*, février 1902. Ulcère de l'estomac. Hémorragie foudroyante. Ulcération de l'artère splénique.

STOKES. — *Dublin q. j. m. s. c.*, 1868.

TALMA. — Les indications des opérations stomacales, *Berliner klinic woch*, 23 juin 1895.

TERMOUT. — *Glascow M. J.*, 1884.

TRIPIER. — *Semaine médicale*, 1898.

TUFFIER. — *Presse méd.*, décembre 1897.

TROUSSEAU. — *Revue médicale*, 1850.

TZEIDLER. — *Balnitsch Gaz. Bothnia*, St-Pétersbourg.

WEBSTER. — *Clin. rev.*, Chicago.

WEIR et FOOT. — *Medic. News*, 1896.

WEMET et KORT. — 20e Congrès all., Chirurgie, 1897.

# SERMENT

En présence des Maîtres de cette École, de mes chers condisciples, et devant l'effigie d'Hippocrate, je promets et je jure, au nom de l'Être suprême, d'être fidèle aux lois de l'honneur et de la probité dans l'exercice de la Médecine. Je donnerai mes soins gratuits à l'indigent, et n'exigerai jamais un salaire au-dessus de mon travail. Admis dans l'intérieur des maisons, mes yeux ne verront pas ce qui s'y passe ; ma langue taira les secrets qui me seront confiés, et mon état ne servira pas à corrompre les mœurs ni à favoriser le crime. Respectueux et reconnaissant envers mes Maîtres, je rendrai à leurs enfants l'instruction que j'ai reçue de leurs pères.

Que les hommes m'accordent leur estime si je suis fidèle à mes promesses ! Que je sois couvert d'opprobre et méprisé de mes confrères si j'y manque !

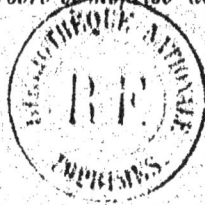

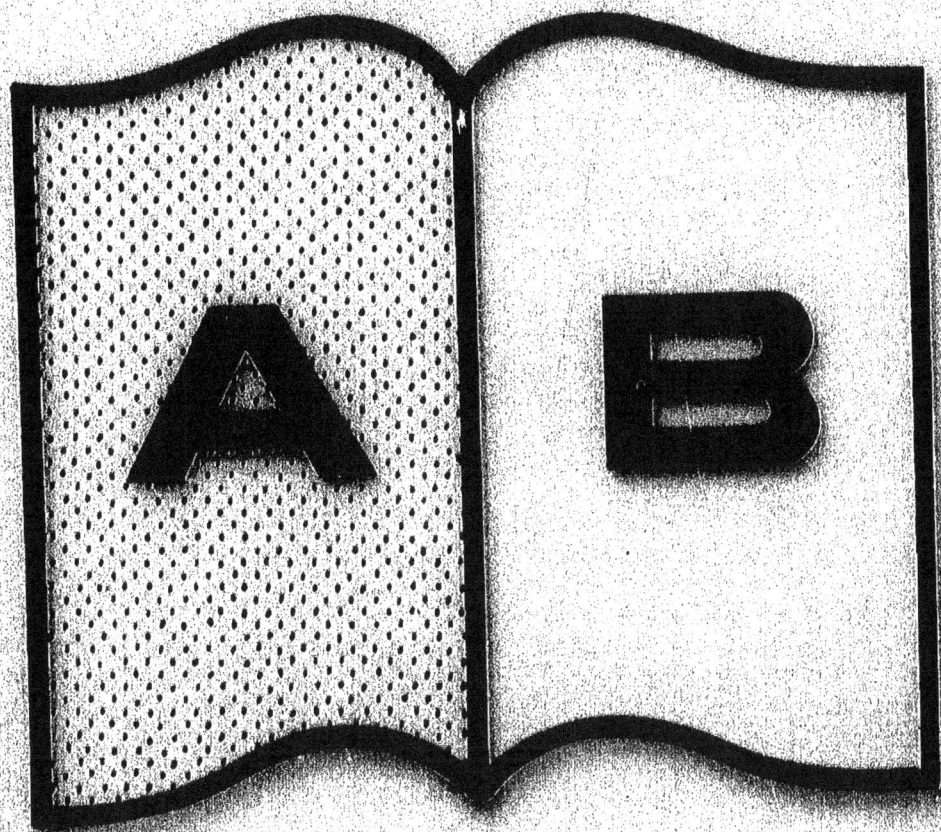

Contraste insuffisant

NF Z 43-120-14

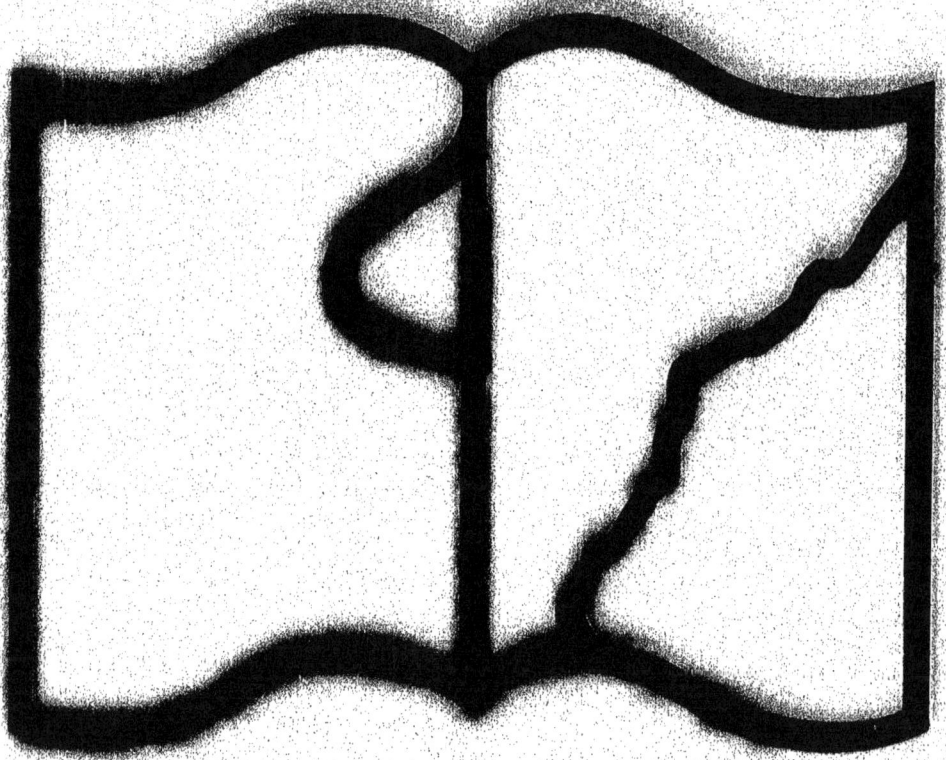

Texte détérioré — reliure défectueuse
NF Z 49-120-11